El libro de cocina de la freidora de aire fácil

Recetas fáciles de hacer para principiantes con consejos y trucos para freír, asar y hornear

Joan Allen

ÍNDICE DE CONTENIDOS

INTRODUCCIÓN

Existe una nueva tendencia en la cocina que promete cambiar nuestra forma de comer. Las freidoras de aire o los hornos de convección están cada vez más presentes en nuestras cocinas. ¿Qué son? ¿Cómo funcionan? ¿Por qué deberías comprar una? Las siguientes son razones que pueden convencerte de cocinar con una freidora de aire en lugar de tu horno tradicional.

1) No necesita aceite: una freidora de aire cocina haciendo circular aire caliente alrededor de los alimentos, lo que significa que los alimentos cocinados en una freidora de aire salen crujientes por fuera pero tiernos y jugosos por dentro.

2) No hay suciedad: como no hay grasa que salpique, la comida no saldrá grasienta ni empapada. Y lo que es mejor, la limpieza es sencilla porque la freidora de aire no necesita toallas de papel.

3) Listo en poco tiempo: La fritura al aire requiere mucho menos tiempo que los métodos de cocción tradicionales. Esto

significa que puedes hacer comida extra y congelarla para recalentarla rápidamente al día siguiente.

4) Dietas más saludables: La preparación de alimentos fritos produce una gran cantidad de aceite caliente que hay que desechar. Por lo tanto, cuando comes alimentos fritos, estás ingiriendo una sustancia grasa que aumenta el nivel de colesterol malo en la sangre. La fritura al aire libre no requiere que se deseche el aceite, por lo que sólo utiliza una pequeña cantidad de aceite donde se necesita.

5) Versátil: una freidora de aire puede cocinar cualquier cosa, desde patatas fritas y alitas de pollo hasta verduras y postres. La freidora de aire funciona bien para asar, hornear y asar. También es perfecta para recalentar alimentos que han sido congelados. La mayoría de la gente utiliza su freidora de aire para otras tareas de cocina en lugar de su horno o microondas. La freidora de aire hace que la preparación de los alimentos sea rápida y sencilla. Basta con pulsar un botón y la comida está lista.

DESAYUNO

1. Desayuno de Tater Tot con queso

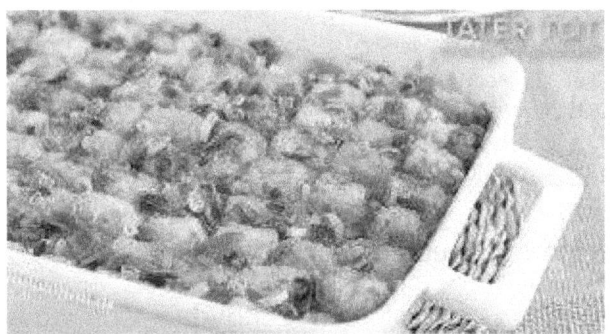

Tiempo de preparación: 5 minutos

Tiempo de cocción: 20 minutos

Porciones: 4

Ingredientes:

- 4 huevos

- 1 taza de leche

- 1 cucharadita de cebolla en polvo

- Sal

- Pimienta

- Aceite de cocina

- 12 onzas de salchicha de pollo molida

- 1 libra de tater tots congelados

- ¾ de taza de queso Cheddar rallado

Direcciones:

1. En un bol mediano, bata los huevos. Añade la leche, la cebolla en polvo y sal y pimienta al gusto. Revuelva para combinar.

2. Rocíe una sartén con aceite de cocina y póngala a fuego medio-alto. Añada la salchicha molida. Con una espátula o cuchara, romper la salchicha en trozos más pequeños. Cocine durante 3 o 4 minutos, hasta que la salchicha esté dorada. Retirar del fuego y reservar.

3. Rocíe una sartén de barril con aceite de cocina. Asegúrese de cubrir el fondo y los lados de la sartén.

4. Colocar los tater tots en la sartén de la barrica. Cocine durante 6 minutos

5. Abra la freidora de aire y agite la sartén, luego añada la mezcla de huevos y la salchicha cocida. Cocine durante 6 minutos más. Abra la freidora y espolvoree el queso sobre el pastel de patatas. Cocine durante 2 o 3 minutos más.

6. Enfriar antes de servir.

Nutrición: Calorías 518 Grasas 30g Carbohidratos 31g Proteínas 30g

2. Cazuela de desayuno revuelto

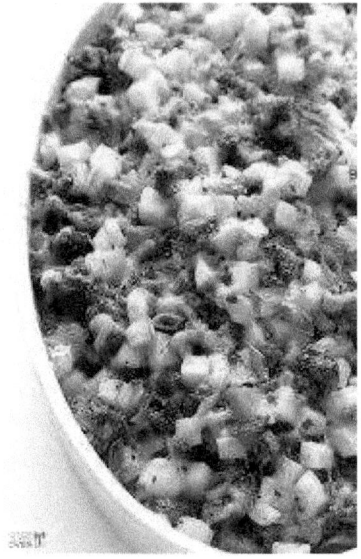

Tiempo de preparación: 20 minutos

Tiempo de cocción: 10 minutos

Porciones: 4

Ingredientes:

- 6 rebanadas de tocino

- 6 huevos

- Sal

- Pimienta

- Aceite de cocina

- ½ taza de pimiento rojo picado

- ½ taza de pimiento verde picado

- ½ taza de cebolla picada

- ¾ de taza de queso Cheddar rallado

Direcciones:

1. En una sartén, a fuego medio-alto, cocine el tocino, de 5 a 7 minutos, dándole la vuelta para que quede uniformemente crujiente. Secar sobre papel de cocina, desmenuzar y reservar. En un bol mediano, batir los huevos. Añadir sal y pimienta al gusto.

2. Rocíe una sartén de barril con aceite de cocina. Asegúrate de cubrir el fondo y los lados de la sartén. Añade a la sartén los huevos batidos, el bacon desmenuzado, el pimiento rojo, el pimiento verde y la cebolla. Coloque la sartén en la freidora de aire. Cocine durante 6 minutos Abra la freidora de aire y espolvoree el queso sobre la cazuela. Cocine durante 2 minutos más. Deje enfriar antes de servir.

Nutrición: Calorías 348 Grasas 26g Carbohidratos 4g Proteínas 25g

3. Desayuno Jamón y Queso a la Parrilla

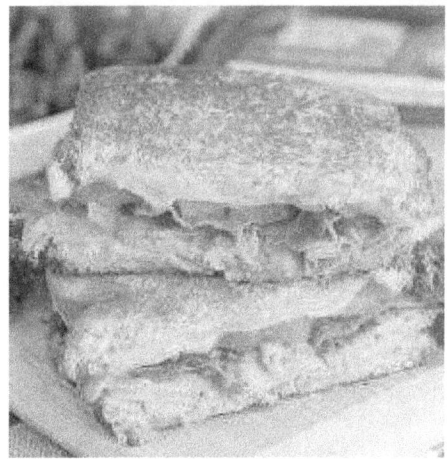

Tiempo de preparación: 5 minutos

Tiempo de cocción: 10 minutos

Raciones: 2

Ingredientes:

- 1 cucharadita de mantequilla

- 4 rebanadas de pan

- 4 lonchas de jamón ahumado

- 4 rebanadas de queso Cheddar

- 4 rodajas gruesas de tomate

Direcciones:

1. Unte ½ cucharadita de mantequilla en un lado de 2 rebanadas de pan. Cada sándwich tendrá 1 rebanada de pan con mantequilla y 1 rebanada sin ella.

2. Montar cada sándwich colocando 2 rebanadas de jamón, 2 rebanadas de queso y 2 rebanadas de tomate en los trozos de pan sin mantequilla. Coloca encima las otras rebanadas de pan, con el lado de la mantequilla hacia arriba.

3. Coloque los sándwiches en la freidora con el lado de la mantequilla hacia abajo. Cocine durante 4 minutos

4. Abra la freidora de aire. Dé la vuelta a los sándwiches de queso a la plancha. Cocine durante 4 minutos más

5. Enfriar antes de servir. Cortar cada sándwich por la mitad y disfrutar.

Nutrición: Calorías 525 Grasas 25g Carbohidratos 34g Proteínas 41g

4. Hash Browns clásicos

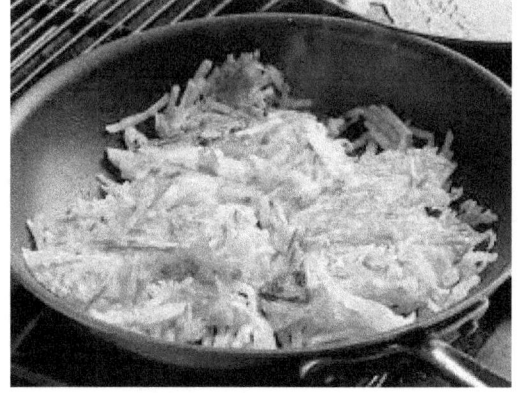

Tiempo de preparación: 15 minutos

Tiempo de cocción: 20 minutos

Porciones: 4

Ingredientes:

- 4 patatas russet

- 1 cucharadita de pimentón

- Sal

- Pimienta

- Aceite de cocina

Direcciones:

1. Pelar las patatas con un pelador de verduras. Utilizar un rallador de queso para rallar las patatas. Si su

rallador tiene agujeros de diferentes tamaños, utilice la zona del utensilio con los agujeros más grandes.

2. Poner las patatas ralladas en un bol grande con agua fría. Dejar reposar durante 5 minutos El agua fría ayuda a eliminar el exceso de almidón de las patatas. Remover para ayudar a disolver el almidón.

3. Seca las patatas y sécalas con toallas de papel o servilletas. Asegúrese de que las patatas estén completamente secas.

4. Condimentar las patatas con el pimentón y sal y pimienta al gusto.

5. Rocíe las patatas con aceite de cocina y páselas a la freidora de aire. Cocina durante 20 minutos y agita la cesta cada 5 minutos (un total de 4 veces).

6. Enfriar antes de servir.

Nutrición: Calorías 150 Sodio: 52mg Carbohidratos 34g Fibra 5g Proteínas 4g

5. Muffins ingleses de bacon y queso canadiense

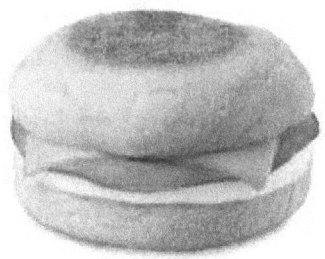

Tiempo de preparación: 5 minutos

Tiempo de cocción: 10 minutos

Porciones: 4

Ingredientes:

- 4 panecillos ingleses

- 8 rebanadas de tocino canadiense

- 4 rebanadas de queso

- Aceite de cocina

Direcciones:

1. Parta cada panecillo inglés. Arme los sándwiches de desayuno colocando 2 rebanadas de tocino canadiense y 1 rebanada de queso en cada base de panecillo inglés.

Coloque la otra mitad sobre el muffin inglés. Coloque los sándwiches en la freidora de aire. Rocíe la parte superior de cada uno con aceite de cocina. Cocine durante 4 minutos

2. Abra la freidora de aire y dé la vuelta a los sándwiches. Cocine durante 4 minutos más

3. Enfriar antes de servir.

Nutrición: Calorías 333 Grasas 14g Carbohidratos 27g Proteínas 24g

6. Hash Browns de rábano

Tiempo de preparación: 10 minutos

Tiempo de cocción: 13 minutos

Porciones: 4

Ingredientes:

- 1 libra de rábanos, lavados y cortados de raíz
- 1 cucharada de aceite de oliva
- 1/2 cucharadita de pimentón
- 1/2 cucharadita de cebolla en polvo
- 1/2 cucharadita de ajo en polvo
- 1 cebolla mediana
- 1/4 de cucharadita de pimienta
- 3/4 de cucharadita de sal marina

Direcciones:

1. Cortar la cebolla y los rábanos en rodajas con una mandolina.

2. Añada la cebolla cortada y los rábanos en un bol grande y mézclelos con aceite de oliva.

3. Ponga las rodajas de cebolla y rábano en la cesta de la freidora de aire y cocine a 360 F durante 8 minutos Agite la cesta dos veces.

4. Vuelva a colocar las rodajas de cebolla y rábano en un bol y mézclelas con los condimentos.

5. De nuevo, cocine la cebolla y las rodajas de rábano en la cesta de la freidora de aire durante 5 minutos a 400 F. Agite la cesta a mitad de camino.

6. Servir y disfrutar.

Nutrición: Calorías 62 Grasas 3,7 g Carbohidratos 7,1 g Proteínas 1,2 g

7. Hueveras de verduras

Tiempo de preparación: 10 minutos

Tiempo de cocción: 20 minutos

Porciones: 4

Ingredientes:

- 4 huevos

- 1 cucharada de cilantro picado

- 4 cucharadas de mitad y mitad

- 1 taza de queso cheddar rallado

- 1 taza de verduras, cortadas en dados

- Pimienta

- Sal

Direcciones:

1. Espolvorear cuatro moldes con spray de cocina y reservar.

2. En un bol, bata los huevos con el cilantro, la mitad y la mitad, las verduras, 1/2 taza de queso, la pimienta y la sal.

3. Vierta la mezcla de huevos en los cuatro moldes.

4. Coloque los moldes en la cesta de la freidora de aire y cocine a 300 F durante 12 minutos

5. Cubra con la 1/2 taza de queso restante y cocine por 2 minutos más a 400 F.

6. Servir y disfrutar.

Nutrición: Calorías 194 Grasas 11,5 g Carbohidratos 6 g Proteínas 13 g

8. Frittata de espinacas

Tiempo de preparación: 5 minutos

Tiempo de cocción: 8 minutos

Porciones: 1

Ingredientes:

- 3 huevos

- 1 taza de espinacas picadas

- 1 cebolla pequeña, picada

- 2 cucharadas de queso mozzarella rallado

- Pimienta

- Sal

Direcciones:

1. Precaliente la freidora de aire a 350 F. Rocíe la sartén de la freidora de aire con spray de cocina.

2. En un bol, bata los huevos con el resto de los ingredientes hasta que estén bien combinados.

3. Vierta la mezcla de huevos en la sartén preparada y coloque la sartén en la cesta de la freidora.

4. Cocinar la frittata durante 8 minutos o hasta que esté lista. Servir y disfrutar.

Nutrición: Calorías 384 Grasas 23,3 g Carbohidratos 10,7 g Proteínas 34,3 g

9. Frittata de tortilla

Tiempo de preparación: 10 minutos

Tiempo de cocción: 6 minutos

Raciones: 2

Ingredientes:

- 3 huevos ligeramente batidos
- 2 cucharadas de queso cheddar rallado
- 2 cucharadas de crema de leche
- 2 champiñones, cortados en rodajas
- 1/4 de cebolla pequeña picada
- 1/4 de pimiento, cortado en dados
- Pimienta
- Sal

Direcciones:

1. En un bol, bata los huevos con la nata, las verduras, la pimienta y la sal.

2. Precaliente la freidora de aire a 400 F.

3. Vierta la mezcla de huevos en la sartén de la freidora. Coloque la sartén en la cesta de la freidora de aire y cocine durante 5 minutos

4. Añade el queso rallado por encima de la frittata y cocina durante 1 minuto más.

5. Servir y disfrutar.

Nutrición: Calorías 160 Grasas 10 g Carbohidratos 4 g Proteínas 12 g

10. Soufflés de queso

Tiempo de preparación: 10 minutos

Tiempo de cocción: 6 minutos

Porciones: 8

Ingredientes:

- 6 huevos grandes, separados

- 3/4 de taza de nata líquida

- 1/4 de cucharadita de pimienta de cayena

- 1/2 cucharadita de goma xantana

- 1/2 cucharadita de pimienta

- 1/4 de cucharadita de cremor tártaro

- 2 cucharadas de cebollino picado

- 2 tazas de queso cheddar rallado

- 1 cucharadita de sal

Direcciones:

1. Precaliente la freidora de aire a 325 F.

2. Rocíe ocho moldes con spray para cocinar. Póngalos a un lado.

3. En un bol, bata la harina de almendras, la pimienta de cayena, la pimienta, la sal y la goma xantana.

4. Añadir poco a poco la nata espesa y mezclar para combinar.

5. Bata las yemas de huevo, el cebollino y el queso hasta que estén bien combinados.

6. En un bol grande, añadir las claras de huevo y el cremor tártaro y batir a punto de nieve.

7. Incorporar la mezcla de claras de huevo a la mezcla de harina de almendras hasta que se combinen.

8. Vierta la mezcla en los moldes preparados. Divida los ramequines en tandas.

9. Coloque la primera tanda de ramequines en la cesta de la freidora.

10. Cocer el suflé durante 20 minutos

11. Servir y disfrutar.

Nutrición: Calorías 210 Grasas 16 g Carbohidratos 1 g Proteínas 12 g

VERDURAS Y ACOMPAÑAMIENTOS

11. Plátanos fritos

Tiempo de preparación: 5 minutos

Tiempo de cocción: 10 minutos

Porciones: 2

Ingredientes:

- 2 plátanos maduros, pelados y cortados en diagonal en trozos de ½ pulgada de grosor
- 3 cucharadas de ghee derretido
- ¼ de cucharadita de sal kosher

Direcciones

1. Preparar los ingredientes. En un bol, mezclar los plátanos con el ghee y la sal.

2. Freír al aire. Coloque los trozos de plátano en la cesta de la freidora. Ponga la freidora a 400°F durante 8 minutos. Los plátanos están listos cuando están suaves

y tiernos por dentro, y tienen bastantes puntos crujientes, dulces y marrones por fuera.

Nutrición: Calorías: 180 Grasas: 5 Carbohidratos: 10 Proteínas: 7

12. Espárragos envueltos en tocino

Tiempo de preparación: 5 minutos

Tiempo de cocción: 10 minutos

Porciones: 4

Ingredientes:

- 1 libra de espárragos, recortados (unos 24 tallos)
- 4 rebanadas de tocino o panceta de res
- ½ taza de Aderezo Ranchero para servir
- 3 cucharadas de cebollino fresco picado, para decorar

Direcciones

1. Preparar los ingredientes. Engrase la cesta de la freidora de aire con aceite de aguacate. Precalentar la freidora de aire a 400°F.

2. Corta el bacon por la mitad, haciendo tiras largas y finas. Envuelve 1 loncha de bacon alrededor de 3 espárragos y sujeta cada extremo con un palillo. Repite la operación con el resto del bacon y los espárragos.

3. Freír al aire. Coloque los manojos de espárragos en la freidora de aire en una sola capa. (Si utiliza una freidora de aire más pequeña, cocine en tandas si es

necesario). Cocine durante 8 minutos para los tallos finos, 10 minutos para los tallos medianos y gruesos, o hasta que los espárragos estén ligeramente carbonizados en los extremos y el tocino esté crujiente.

4. Servir con aderezo ranchero y decorar con cebollino. Es mejor servirlo fresco.

Nutrición: Calorías 241; Grasas 22g; Proteínas 7g; Carbohidratos totales 6g; Fibra 3g

13. Maíz asado al aire libre en la mazorca

Tiempo de preparación: 5 minutos

Tiempo de cocción: 10 minutos

Porciones: 4

Ingredientes:

- 1 cucharada de aceite vegetal

- 4años de maíz

- Mantequilla sin sal, para la cobertura

- Sal, para la cobertura

- Pimienta negra recién molida, para adornar

Direcciones:

1. Preparar los ingredientes. Frote el aceite vegetal sobre el maíz, cubriéndolo bien.

2. Freír con aire. Ajuste la temperatura de su AF a 400°F. Ajuste el temporizador y ase durante 5 minutos.

3. Con unas pinzas, voltear o girar el maíz.

4. Vuelve a poner el temporizador en marcha y asa durante 5 minutos más.

5. Servir con un poco de mantequilla y una generosa pizca de sal y pimienta.

Nutrición: Calorías: 265; Grasas: 17g; Carbohidratos: 29g; Fibra: 4g; Azúcar: 5g; Proteínas: 5g;

14. Judías verdes y beicon

Tiempo de preparación: 15 minutos

Tiempo de cocción: 20 minutos

Porciones: 4

Ingredientes:

- 3 tazas de judías verdes cortadas congeladas
- 1 cebolla mediana picada
- 3 rebanadas de tocino picado
- ¼ de taza de agua
- Sal Kosher y pimienta negra

Direcciones:

1. Preparación de los ingredientes
2. En una sartén redonda de 6 × 3 pulgadas resistente al calor, combine las judías verdes congeladas, la cebolla, el tocino y el agua. Revuelva para combinar. Coloque la cacerola en la cesta.
3. Freír al aire libre
4. Ponga la freidora de aire a 375°F durante 15 minutos.

5. Suba la temperatura de la freidora a 400°F durante 5 minutos. Sazone las judías con sal y pimienta al gusto y mézclelas bien.

6. Saque la sartén de la cesta de la freidora y cúbrala con papel de aluminio. Deje reposar durante 5 minutos y luego sirva.

Nutrición: Calorías: 230 Grasas: 10 Carbohidratos: 14 Proteínas: 17

15. Zanahorias asadas con miel al aire libre

Tiempo de preparación: 5 minutos

Tiempo de cocción: 15 minutos

Porciones: 4

Ingredientes:

- 3 tazas de zanahorias pequeñas

- 1 cucharada de aceite de oliva virgen extra

- 1 cucharada de miel

- Sal

- Pimienta negra recién molida

- Eneldo fresco (opcional)

Direcciones:

1. Preparar los ingredientes. En un bol, combinar la miel, el aceite de oliva, las zanahorias, la sal y la pimienta. Asegúrese de que las zanahorias estén bien cubiertas de aceite. Coloque las zanahorias en la cesta de la freidora de aire.

2. Freír con aire. Ajuste la temperatura de su AF a 390°F. Programe el temporizador y ase durante 12 minutos, o hasta que estén tiernos como un tenedor.

3. Retire el cajón de la freidora y libere la cesta de la freidora. Vierta las zanahorias en una fuente, espolvoree con eneldo, si lo desea, y sirva.

Nutrición: Calorías: 140 Grasas: 3 Carbohidratos: 7 Proteínas: 9

16. Col asada al aire libre

Tiempo de preparación: 5 minutos

Tiempo de cocción: 10 minutos

Porciones: 4

Ingredientes:

- 1 cabeza de col, cortada en cintas de 1 pulgada de grosor

- 1 cucharada de aceite de oliva

- sal y pimienta negra recién molida

- 1 cucharadita de ajo en polvo

- 1 cucharadita de copos de pimienta roja

Direcciones

1. Preparar los ingredientes. En un bol, combine el aceite de oliva, la col, la sal, la pimienta, el ajo en polvo y las escamas de pimienta roja. Asegúrese de que la col está bien cubierta de aceite. Coloque la col en la cesta de la freidora.

2. Freír con aire. Ajuste la temperatura de su Air Fryer a 350°F. Programe el temporizador y ase durante 4 minutos.

3. Con unas pinzas, dar la vuelta al repollo. Vuelve a poner el temporizador en marcha y asa durante 3 minutos más.

Nutrición: Calorías: 100 Grasas: 1 Carbohidratos: 3 Proteínas: 3

17. Tomates rellenos de burrata

Tiempo de preparación: 5 minutos

Tiempo de cocción: 5 minutos

Porciones: 4

Ingredientes:

- 4tomates medianos

- ½ cucharadita de sal marina fina

- 4 (2 onzas) bolas de Burrata

- Hojas de albahaca fresca, para decorar

- Aceite de oliva virgen extra, para rociar

Direcciones

1. Preparar los ingredientes. Precaliente la freidora de aire a 300°F.

2. Retire las semillas y las membranas de los tomates con un sacabolas o una cuchara. Espolvorear el interior de los tomates con la sal. Rellenar cada tomate con una bola de Burrata.

3. Freír al aire. Poner en la freidora y cocinar durante 5 minutos, o hasta que el queso se haya ablandado.

4. Adornar con aceite de oliva y hojas de albahaca. Servir caliente.

Nutrición: Calorías 108; Grasas 7g; Proteínas 6g; Carbohidratos totales 5g; Fibra 2g

18. Brócoli con queso parmesano

Tiempo de preparación: 5 minutos

Tiempo de cocción: 5 minutos

Porciones: 4

Ingredientes:

- 1 libra de flores de brócoli

- 2 cucharadas de ajo picado

- 2 cucharadas de aceite de oliva

- ¼ de taza de queso parmesano rallado o en tiras

Direcciones

1. Preparar los ingredientes. Precalentar la freidora a 360°F. En un tazón, mezcle los floretes de brócoli, el ajo, el aceite de oliva y el queso parmesano.

2. Freír al aire. Coloque el brócoli en la cesta de la freidora de aire en una sola capa y programe el temporizador y cocine al vapor durante 4 minutos.

Nutrición: Calorías: 130 Grasas: 3 Carbohidratos: 5 Proteínas: 4

19. Brócoli caramelizado

Tiempo de preparación: 5 minutos

Tiempo de cocción: 10 minutos

Porciones: 4

Ingredientes:

- 4 tazas de flores de brócoli

- 3 cucharadas de ghee derretido o aceite de coco con sabor a mantequilla

- 1½ cucharaditas de sal marina fina o sal ahumada

- Mayonesa, para servir (opcional; omitir si no hay huevo)

Direcciones

1. Preparar los ingredientes. Engrase la cesta con aceite de aguacate. Precaliente la freidora de aire a 400°F. Colocar el brócoli en un bol grande. Rocíelo con el ghee, revuélvalo para cubrirlo y espolvoréelo con la sal.

2. Freír al aire. Transfiera el brócoli a la cesta de la freidora de aire y cocine durante 8 minutos, o hasta que esté tierno y crujiente en los bordes.

Nutrición: Calorías: 120 Grasas: 2 Carbohidratos: 4 Proteínas: 3

20. Coles de Bruselas con aceite balsámico

Tiempo de preparación: 5 minutos

Tiempo de cocción: 15 minutos

Porciones: 4

Ingredientes:

- ¼ de cucharadita de sal

- 1 cucharada de vinagre balsámico

- 2 tazas de coles de Bruselas, cortadas por la mitad

- 3 cucharadas de aceite de oliva

Direcciones:

1. Preparar los ingredientes. Precalentar la freidora de aire durante 5 minutos. Mezclar todos los ingredientes en un bol hasta que los calabacines fritos estén bien cubiertos.

2. Freír al aire. Colocar en la cesta de la freidora de aire. Cierre y cocine durante 15 minutos para 350°F.

Nutrición: Calorías: 82; Grasa: 6,8g; Proteína: 1,5g

CARNE

21. Pollo al limón fácil y rápido

Tiempo de preparación: 10 minutos

Tiempo de cocción: 30 minutos

Sirve: 4

Ingredientes:

- pechugas de pollo, deshuesadas y sin piel

- 1 1/2 cucharadita de ajo granulado

- 1 cucharada de condimento de pimienta de limón

- 1 cucharadita de sal

Direcciones:

1 Precaliente la freidora de aire a 360 F.

2 Sazone las pechugas de pollo con el condimento de pimienta de limón, el ajo granulado y la sal.

3 Coloque el pollo en la cesta de la freidora y cocínelo durante 30 minutos. Dale la vuelta al pollo a mitad de camino.

4   Servir y disfrutar.

Nutrición: Calorías 285 Grasas 10,9 g Hidratos de carbono 1,8 g Azúcar 0,3 g Proteínas 42,6 g Colesterol 130 mg

22. Pollo a la espalda con jalapeños picantes

Tiempo de preparación: 10 minutos

Tiempo de cocción: 15 minutos

Sirve: 2

Ingredientes:

- pechugas de pollo, deshuesadas y sin piel

- 1/2 taza de queso cheddar rallado

- cucharada de jalapeños en vinagre, picados

- oz de queso crema, ablandado

- rodajas de tocino, cocidas y desmenuzadas

Direcciones:

1   Haga cinco o seis cortes en la parte superior de las pechugas de pollo.

2   En un tazón, mezcle 1/2 queso cheddar, jalapeños encurtidos, queso crema y tocino.

3   Rellene las hendiduras con la mezcla de queso cheddar.

4   Coloque el pollo en la cesta de la freidora de aire y cocine a 350 F durante 14 minutos.

5   Espolvoree el resto del queso sobre el pollo y fríalo durante 1 minuto más.

6   Servir y disfrutar.

Nutrición: Calorías 736 Grasas 49 g Hidratos de carbono 3,7 g Azúcar 0,2 g Proteínas 65,5 g Colesterol 233 mg

23. Sabroso pollo a la espalda de Hassel

Tiempo de preparación: 10 minutos

Tiempo de cocción: 18 minutos

Sirve: 2

Ingredientes:

- pechugas de pollo, deshuesadas y sin piel
- 1/2 taza de chucrut, exprimido y eliminado el exceso de líquido
- rodajas finas de queso suizo, cortadas en trozos
- rodajas finas de carne en conserva, cortadas en trozos
- Sal y pimiento

Direcciones:

1. Haga cinco cortes en la parte superior de las pechugas de pollo. Sazone el pollo con pimienta y sal.
2. Rellenar cada hendidura con carne de vacuno, chucrut y queso.
3. Rocíe el pollo con spray de cocina y colóquelo en la cesta de la freidora.

4   Cocine el pollo a 350 F durante 18 minutos.

5   Servir y disfrutar.

Nutrición: Calorías 724 Grasas 39,9 g Hidratos de carbono 3,6 g Azúcar 2,6 g Proteínas 83,6 g Colesterol 260 mg

24. Pechuga de pavo occidental

Tiempo de preparación: 10 minutos

Tiempo de cocción: 60 minutos

Sirve: 8

Ingredientes:

- lbs. de pechuga de pavo, sin hueso
- 1 cucharada de aceite de oliva
- 1 1/2 cucharadita de pimentón
- 1 1/2 cucharadita de ajo en polvo
- Sal y pimienta

Direcciones:

1 Precaliente la freidora de aire a 350 F.

2 En un bol, mezcle el pimentón, el ajo en polvo, la pimienta y la sal.

3 Frote la mezcla de aceite y especias por toda la pechuga de pavo.

4 Coloque la pechuga de pavo con la piel hacia abajo en la cesta de la freidora y cocine durante 25 minutos.

5   Déle la vuelta a la pechuga de pavo, cúbrala con papel de aluminio y cocínela durante 35-45 minutos más o hasta que la temperatura interna del pavo alcance los 160 F.

6   Saque la pechuga de pavo de la freidora de aire y déjela enfriar durante 10 minutos.

7   Cortar y servir.

Nutrición: Calorías 254 Grasas 5,6 g Carbohidratos 10,4 g Azúcar 8,1 g Proteínas 38,9 g Colesterol 98 mg

25. Pechuga de pavo a la pimienta de limón

Tiempo de preparación: 10 minutos

Tiempo de cocción: 60 minutos

Sirve: 6

Ingredientes:

- libras de pechuga de pavo, deshuesada
- 1 cucharadita de condimento de pimienta de limón
- 1 cucharada de salsa Worcestershire
- cucharada de aceite de oliva
- 1/2 cucharadita de sal

Direcciones:

1 Añade el aceite de oliva, la salsa Worcestershire, el condimento de pimienta de limón y la sal en la bolsa con cierre. Añada la pechuga de pavo a la marinada, cúbrala bien y déjela marinar durante 1 ó 2 horas.

2 Saque la pechuga de pavo de la marinada y colóquela en la cesta de la freidora.

3 Cocine a 350 F durante 25 minutos. Voltee la pechuga de pavo y cocine por 35 minutos más o hasta que la

temperatura interna de la pechuga de pavo alcance 165 F.

4   Cortar y servir.

Nutrición: Calorías 279 Grasas 8,4 g Carbohidratos 10,3 g Azúcar 8,5 g Proteínas 38,8 g Colesterol 98 mg

26. Piernas de pavo tiernas

Tiempo de preparación: 10 minutos

Tiempo de cocción: 27 minutos

Sirve: 4

Ingredientes:

- patas de pavo
- 1/4 de cucharadita de orégano
- 1/4 de cucharadita de romero
- 1 cucharada de mantequilla
- Sal y pimienta

Direcciones:

1   Sazone los muslos de pavo con pimienta y sal.

2   En un bol pequeño, mezcle la mantequilla, el orégano y el romero.

3   Frote la mezcla de mantequilla por todos los muslos de pavo.

4   Precaliente la freidora de aire a 350 F.

5   Coloque los muslos de pavo en la cesta de la freidora de aire y cocine durante 27 minutos.

6   Servir y disfrutar.

Nutrición: Calorías 182 Grasas 9,9 g Hidratos de carbono 1,9 g Azúcar 0,1 g Proteínas 20,2 g Colesterol 68 mg

27. Pechugas de pollo perfectas

Tiempo de preparación: 10 minutos

Tiempo de cocción: 15 minutos

Sirve: 4

Ingredientes:

- 1 libra de pechugas de pollo, sin piel y sin hueso
- 1 cucharadita de condimento para aves
- cucharadita de aceite de oliva
- 1 cucharadita de sal

Direcciones:

1 Rocíe las pechugas de pollo con aceite y sazone con el condimento para aves y la sal.

2 Coloque las pechugas de pollo en la cesta de la freidora de aire y cocine a 360 F durante 10 minutos. Dale la vuelta al pollo y cocínalo durante 5 minutos más.

3 Servir y disfrutar.

Nutrición: Calorías 237 Grasas 10,8 g Hidratos de carbono 0,3 g Azúcar 0 g Proteínas 32,9 g Colesterol 101 mg

28. Alitas de pollo al ajo con rancho

Tiempo de preparación: 10 minutos

Tiempo de cocción: 25 minutos

Sirve: 4

Ingredientes:

- lbs. de alitas de pollo

- dientes de ajo picados

- 1/4 de taza de mantequilla derretida

- cucharada de condimento ranchero

Direcciones:

1   Añade las alitas de pollo en la bolsa con cierre.

2   Mezcla la mantequilla, el ajo y el condimento ranchero y vierte sobre las alas de pollo. Sella la bolsa, agítala bien y métela en el frigorífico durante toda la noche.

3   Coloque las alas de pollo marinadas en la cesta de la freidora de aire y cocine a 360 F durante 20 minutos. Agite la cesta de la freidora dos veces.

4   Suba la temperatura a 390 F y cocine las alitas de pollo durante 5 minutos más.

5   Servir y disfrutar.

Nutrición: Calorías 552 Grasas 28,3 g Hidratos de carbono 1,3 g Azúcar 0,1 g Proteínas 66 g Colesterol 232 mg

29. Muslos de pollo al rancho

Tiempo de preparación: 10 minutos

Tiempo de cocción: 23 minutos

Sirve: 4

Ingredientes:

- muslos de pollo con hueso y piel
- 1/2 cucharada de mezcla de aderezo ranchero

Direcciones:

1 Añade los muslos de pollo en el bol y rocíalos con la mezcla de aderezo ranchero. Mezcle bien para cubrirlos.

2 Rocíe los muslos de pollo con spray de cocina y colóquelos en la cesta de la freidora.

3 Cocine a 380 F durante 23 minutos. Voltee el pollo a la mitad.

4 Servir y disfrutar.

Nutrición: Calorías 558 Grasas 21,7 g Hidratos de carbono 0,5 g Azúcar 0,3 g Proteínas 84,6 g Colesterol 260 mg

30. Alitas de pollo Taco Ranch

Tiempo de preparación: 10 minutos

Tiempo de cocción: 30 minutos

Sirve: 4

Ingredientes:

- lbs. de alitas de pollo

- 1 cucharadita de condimento ranchero

- 1 1/2 cucharadita de condimento para tacos

- 1 cucharadita de aceite de oliva

Direcciones:

1 Precaliente la freidora de aire a 400 F.

2 En un bol, añada las alitas de pollo, el condimento ranchero, el condimento para tacos y el aceite, y mezcle bien para cubrirlas.

3 Coloque las alitas de pollo en la cesta de la freidora de aire y cocínelas durante 15 minutos.

4 Gire las alas de pollo hacia otro lado y cocine durante 15 minutos más.

5   Servir y disfrutar.

Nutrición: Calorías 444 Grasas 18 g Carbohidratos 0 g Azúcar
0 g Proteínas 65,6 g Colesterol 202 mg

PESCADO Y MARISCO

31. Palitos de cangrejo fáciles

Tiempo de preparación: 5 minutos

Tiempo de cocción: 10 minutos

Porciones: 4

Ingredientes:

- Palitos de cangrejo (1 paquete)

- Aceite de cocina en spray (según sea necesario)

Direcciones:

1. Saque cada uno de los palos del paquete y desenróllelos hasta que el palo quede plano. Rompe las láminas en tercios.

2. Colóquelos en la cesta de la freidora de aire y rocíelos ligeramente con spray de cocina. Poner el temporizador en 10 minutos.

3. Nota: Si desmenuza la carne de cangrejo, puede reducir el tiempo a la mitad, pero también caerán fácilmente por los agujeros de la cesta.

Nutrición: Calorías 285; Grasas 12,8 g; Carbohidratos 3,7 g; Proteínas 38,1 g;

32. Bagre frito

Tiempo de preparación: 5 minutos

Tiempo de cocción: 15 minutos

Porciones: 4

Ingredientes:

- Aceite de oliva (1 cucharada)

- Fritura de pescado sazonada (.25 taza)

- Filetes de siluro (4)

Direcciones:

1. Caliente la freidora de aire para alcanzar los 400º Fahrenheit antes de la hora de freír.

2. Enjuague el bagre y séquelo con una toalla de papel.

3. Vierta el condimento en una bolsa de tamaño considerable con cremallera. Añada el pescado y agite para cubrir cada filete. Rocíe con una rociada de aceite de cocina en aerosol y añada a la cesta.

4. Poner el temporizador en marcha durante 10 minutos. Déle la vuelta y vuelva a programar el temporizador durante diez minutos más. Dale la vuelta al pescado una vez más y cocínalo durante 2-3 minutos.

5. Una vez que alcance el punto crujiente deseado, páselo a un plato y sírvalo.

Nutrición: Calorías 376; Grasas 9g; Carbohidratos 10 g; Proteínas 28g;

33. Sardinas a la parrilla

Tiempo de preparación: 5 minutos

Tiempo de cocción: 20 minutos

Porciones: 4

Ingredientes:

- 5 sardinas

- Hierbas de la Provenza

Dirección:

1. Precalentar la freidora a 1600C.

2. Rocíe la cesta y coloque las sardinas en la cesta de su freidora.

3. Programe el temporizador para 14 minutos. Después de 7 minutos, recuerde dar la vuelta a las sardinas para que se asen por ambos lados.

Nutrición: Calorías 189g Grasas 10g Carbohidratos 0g Azúcares 0g Proteínas 22g Colesterol 128mg

34. Calabacín con atún

Tiempo de preparación: 10 minutos

Tiempo de cocción: 30 minutos

Porciones: 4

Ingredientes:

- 4 calabacines medianos

- 120 g de atún en aceite (en lata) escurrido

- 30g de queso rallado

- 1 cucharadita de piñones

- Sal, pimienta al gusto

Dirección:

1. Cortar los calabacines por la mitad lateralmente y vaciarlos con una cuchara pequeña (reservar la pulpa que se utilizará para el relleno); colocarlos en la cesta.

2. En un procesador de alimentos, ponga la pulpa de calabacín, el atún escurrido, los piñones y el queso rallado. Mezclar todo hasta obtener una mezcla homogénea y densa.

3. Rellene los calabacines. Poner la freidora de aire a 1800C.

4. Cocer a fuego lento durante 20 minutos, dependiendo del tamaño de los calabacines. Dejar enfriar antes de servir

Nutrición: Calorías 389 Carbohidratos 10g Grasas 29g Azúcares 5g Proteínas 23g Colesterol 40mg

35. Filete de salmón caramelizado

Tiempo de preparación: 5 minutos

Tiempo de cocción: 25 minutos

Porciones: 4

Ingredientes:

- 2 filetes de salmón

- 60g de azúcar de caña

- 4 cucharadas de salsa de soja

- 50 g de semillas de sésamo

- Jengibre ilimitado

Dirección:

1. Precalentar la freidora a 1800C durante 5 minutos.

2. Poner el azúcar y la salsa de soja en la cesta.

3. Cocinar todo durante 5 minutos.

4. Mientras tanto, lava bien el pescado, pásalo por sésamo para cubrirlo completamente y colócalo dentro del tanque y añade el jengibre fresco.

5. Cocer durante 12 minutos.

6. Dar la vuelta al pescado y terminar la cocción durante otros 8 minutos.

Nutrición: Calorías 569 Grasas 14,9 g Hidratos de carbono 40 g Azúcares 27,6 g Proteínas 66,9 g Colesterol 165,3 mg

36. Gambas fritas

Tiempo de preparación: 15 minutos

Tiempo de cocción: 20 minutos

Porciones: 6

Ingredientes:

- 12 langostinos
- 2 huevos
- Harina al gusto
- Migas de pan
- 1 cucharadita de aceite

Dirección:

1. Quitar la cabeza de los langostinos y el caparazón con cuidado.

2. Pasar las gambas primero por la harina, luego por el huevo batido y después por el pan rallado.

3. Precalentar la freidora durante 1 minuto a 1500C.

4. Añadir las gambas y cocinar durante 4 minutos. Si los langostinos son grandes, será necesario cocinar 6 a la vez.

5. Dar la vuelta a las gambas y cocinarlas durante otros 4 minutos.

6. Deben servirse con una salsa de yogur o mayonesa.

Nutrición: Calorías 2385,1 Grasas 23 Carbohidratos 52,3g Azúcar 0,1g Proteínas 21,4g

37. Mejillones a la pimienta

Tiempo de preparación: 15 minutos

Tiempo de cocción: 20 minutos

Porciones: 5

Ingredientes:

- 700g de mejillones

- 1 diente de ajo

- 1 cucharadita de aceite

- Pimienta al gusto

- Sabor a perejil

Dirección:

1. Limpie y raspe la tapa del molde y retire el biso (la "barba" que sale del molde).

2. Vierta el aceite, limpie los mejillones y el ajo machacado en la cesta de la freidora. Poner la temperatura a 2000C y cocinar a fuego lento durante 12 minutos. Hacia el final de la cocción, añade pimienta negra y perejil picado.

3. Por último, distribuir bien el jugo de los mejillones en el fondo de la cesta, removiendo la cesta.

Nutrición: Calorías 150 Carbohidratos 2g Grasas 8g Azúcares 0g Proteínas 15g Colesterol 0mg

38. Rape con aceitunas y alcaparras

Tiempo de preparación: 25 minutos

Tiempo de cocción: 40 minutos

Porciones: 4

Ingredientes:

- 1 rape

- 10 tomates cherry

- 50 g de aceitunas cailletier

- 5 alcaparras

Dirección:

1. Extienda papel de aluminio dentro de la cesta de la freidora de aire y coloque el rape limpio y sin piel.

2. Añadir los tomates picados, las aceitunas, las alcaparras, el aceite y la sal.

3. Ajuste la temperatura a 1600C.

4. Cocer el rape durante unos 40 minutos.

Nutrición: Calorías 404 Grasas 29g Carbohidratos 36g Azúcares 7g Proteínas 24g Colesterol 36mg

39. Camarones, calabacín y salsa de tomate cherry

Tiempo de preparación: 5 minutos

Tiempo de cocción: 30 minutos

Porciones: 4

Ingredientes:

- 2 calabacines

- 300 camarones

- 7 tomates cherry

- Sal y pimienta al gusto

- 1 diente de ajo

Dirección:

1. Vierta el aceite en la freidora de aire, añada el diente de ajo y los calabacines en dados.

2. Cocer durante 15 minutos a 1500C.

3. Añade las gambas y los trozos de tomate, la sal y las especias.

4. Cocine durante otros 5 a 10 minutos o hasta que el agua de las gambas se evapore.

Nutrición: Calorías 214,3 Grasas 8,6g Hidratos de carbono 7,8g Azúcares 4,8g Proteínas 27,0g Colesterol 232,7mg

40. Salmón con corteza de pistacho

Tiempo de preparación: 10 minutos

Tiempo de cocción: 30 minutos

Porciones: 4

Ingredientes:

- 600 g de filete de salmón

- 50g de pistachos

- Sal al gusto

Dirección:

1. Ponga el papel pergamino en el fondo de la cesta de la freidora de aire y coloque el filete de salmón en ella (puede cocinarse entero o ya dividido en cuatro porciones).

2. Cortar los pistachos en trozos gruesos; engrasar la parte superior del pescado, salar (poco porque los pistachos ya están salados) y cubrir todo con los pistachos.

3. Poner la freidora a 1800C y cocinar a fuego lento durante 25 minutos.

Nutrición: Calorías 371,7 Grasas 21,8 g Hidratos de carbono 9,4 g Azúcares 2,2 g Proteínas 34,7 g Colesterol 80,5 mg

APERITIVOS Y POSTRES

41. Plátanos asados

Tiempo de preparación: 5 minutos

Tiempo de cocción: 5 minutos

Raciones: 2

Ingredientes:

- 2 tazas de plátanos, cortados en cubos

- 1 cucharadita de aceite de aguacate

- 1 cucharada de jarabe de arce

- 1 cucharadita de azúcar moreno

- 1 taza de leche de almendras

Direcciones:

1. Cubrir los cubos de plátano con aceite y jarabe de arce.

2. Espolvorear con azúcar moreno.

3. Cocine a 375 F en la freidora de aire durante 5 minutos.

4. Rocíe la leche sobre los plátanos antes de servir.

Nutrición: Calorías - 107 Proteínas - 1,3 g Grasas - 0,7 g Carbohidratos - 27 g.

42. Pera crujiente

Tiempo de preparación: 10 minutos

Tiempo de cocción: 25 minutos

Porciones: 2

Ingredientes:

- 1 taza de harina
- 1 barra de mantequilla vegana
- 1 cucharada de canela
- ½ taza de azúcar
- 2peras, cortadas en cubos

Direcciones:

1. Mezclar la harina y la mantequilla para formar una textura desmenuzable.
2. Añadir canela y azúcar.
3. Poner las peras en la freidora.
4. Verter y extender la mezcla sobre las peras.
5. Cocine a 350 grados F durante 25 minutos.

Nutrición: Calorías - 544 Proteínas - 7,4 g Grasas - 0,9 g Carbohidratos - 132,3 g.

43. Rollos de canela

Tiempo de preparación: 2 horas

Tiempo de cocción: 15 minutos

Porciones: 8

Ingredientes:

- 1 libra de masa de pan vegano

- ¾ de taza de azúcar de coco

- 1 y ½ cucharadas de canela en polvo

- 2 cucharadas de aceite vegetal

Direcciones:

1. Enrollar la masa en una superficie de trabajo enharinada, dar forma de rectángulo y pincelar con el aceite.

2. En un bol, mezclar la canela con el azúcar, remover, espolvorear esto sobre la masa, formar un tronco, cerrar bien y cortar en 8 trozos.

3. Deje que los rollos suban durante 2 horas, colóquelos en la cesta de su freidora de aire, cocínelos a 350 grados

F durante 5 minutos, déles la vuelta, cocínelos durante 4 minutos más y páselos a una bandeja.

4. Que lo disfrutes.

Nutrición: Calorías - 170 Proteínas - 6 g Grasas - 1 g Carbohidratos - 7 g.

44. Postre fácil de peras

Tiempo de preparación: 10 minutos

Tiempo de cocción: 25 minutos

Porciones: 12

Ingredientes:

- 6peras grandes, sin corazón y picadas

- ½ taza de pasas

- 1 cucharadita de jengibre en polvo

- ¼ de taza de azúcar de coco

- 1 cucharadita de ralladura de limón

Direcciones:

1. En un recipiente que se ajuste a su freidora de aire, mezcle las peras con las pasas, el jengibre, el azúcar y la ralladura de limón, remueva, introduzca en la freidora y cocine a 350 grados F durante 25 minutos.

2. Dividir en cuencos y servir frío.

3. Que lo disfrutes.

Nutrición: Calorías - 200 Proteínas - 6 g Grasas - 3 g Carbohidratos - 6 g.

45. Mezcla de vainilla y fresa

Tiempo de preparación: 10 minutos

Tiempo de cocción: 20 minutos

Porciones: 10

Ingredientes:

- 2 cucharadas de zumo de limón

- 2 libras de fresas

- 4 tazas de azúcar de coco

- 1 cucharadita de canela en polvo

- 1 cucharadita de extracto de vainilla

Direcciones:

1. En una olla que se ajuste a su freidora de aire, mezcle las fresas con el azúcar de coco, el jugo de limón, la canela y la vainilla, revuelva suavemente, introduzca en la freidora y cocine a 350 grados F durante 20 minutos

2. Dividir en cuencos y servir frío.

3. Que lo disfrutes.

Nutrición: Calorías - 140 Proteínas - 2 g Grasas - 0 g Carbohidratos - 5 g.

46. Plátanos dulces y salsa

Tiempo de preparación: 10 minutos

Tiempo de cocción: 20 minutos

Porciones: 4

Ingredientes:

- Zumo de ½ limón

- 3 cucharadas de néctar de agave

- 1 cucharada de aceite de coco

- 4plátanos, pelados y cortados en diagonal

- ½ cucharadita de semillas de cardamomo

Direcciones:

1. Disponga los plátanos en una sartén que se ajuste a su freidora de aire, añada el néctar de agave, el zumo de limón, el aceite y el cardamomo, introduzca en la freidora y cocine a 360 grados F durante 20 minutos

2. Repartir los plátanos y la salsa en los platos y servir.

3. Que lo disfrutes.

Nutrición: Calorías - 210 Proteínas - 3 g Grasas - 1 g Carbohidratos - 8 g.

47. Manzanas con canela y salsa de mandarina

Tiempo de preparación: 10 minutos

Tiempo de cocción: 20 minutos

Porciones: 4

Ingredientes:

- 4manzanas sin corazón, peladas y descorazonadas

- 2 tazas de zumo de mandarina

- ¼ de taza de jarabe de arce

- 2cucharadas de canela en polvo

- 1 cucharada de jengibre rallado

Direcciones:

1. En una olla que se ajuste a su freidora de aire, mezcle las manzanas con el jugo de mandarina, el jarabe de arce, la canela y el jengibre, introduzca en la freidora y cocine a 365 grados F durante 20 minutos

2. Repartir la mezcla de manzanas en los platos y servir caliente.

3. Que lo disfrutes.

Nutrición: Calorías - 170 Proteínas - 4 g Grasas - 1 g Carbohidratos - 6 g.

48. Barras de chocolate y vainilla

Tiempo de preparación: 10 minutos

Tiempo de cocción: 7 minutos

Porciones: 12

Ingredientes:

- 1 taza de chispas de chocolate sin azúcar y vegano

- 2 cucharadas de mantequilla de coco

- 2/3 de taza de crema de coco

- cucharadas de estevia

- ¼ de cucharadita de extracto de vainilla

Direcciones:

1. Poner la nata en un bol, añadir la stevia, la mantequilla y las pepitas de chocolate y remover

2. Dejar reposar durante 5 minutos, remover bien y mezclar la vainilla.

3. Transfiera la mezcla a una bandeja para hornear forrada, introduzca en su freidora de aire y cocine a 356 grados F durante 7 minutos.

4. Dejar enfriar la mezcla, cortarla en rodajas y servirla.

5. Que lo disfrutes.

Nutrición: Calorías - 120 Proteínas - 1 g Grasas - 5 g Carbohidratos - 6 g.

49. Barras de frambuesa

Tiempo de preparación: 10 minutos

Tiempo de cocción: 6 minutos

Porciones: 12

Ingredientes:

- ½ taza de mantequilla de coco, derretida
- ½ taza de aceite de coco
- ½ taza de frambuesas secas
- ¼ de taza de swerve
- ½ taza de coco rallado

Direcciones:

1. En su procesador de alimentos, mezcle muy bien las bayas secas.

2. En un bol que se adapte a su freidora de aire, mezcle el aceite con la mantequilla, el swerve, el coco y las frambuesas, mezcle bien, introduzca en la freidora y cocine a 320 grados F durante 6 minutos.

3. Extiéndalo en una bandeja de horno forrada, guárdelo en la nevera durante una hora, córtelo en rodajas y sírvalo.

4. Que lo disfrutes.

Nutrición: Calorías - 164 Proteínas - 2 g Grasas - 22 g Carbohidratos - 4 g.

50. Crema de bayas de cacao

Tiempo de preparación: 10 minutos

Tiempo de cocción: 10 minutos

Porciones: 4

Ingredientes:

- 3 cucharadas de cacao en polvo
- 14 onzas de crema de coco
- 1 taza de moras
- 1 taza de frambuesas
- 2 cucharadas de estevia

Direcciones:

1. En un bol, bata el cacao en polvo con la stevia y la nata y remueva.

2. Agregue las frambuesas y las moras, mezcle suavemente, transfiera a una sartén que se ajuste a su freidora de aire, introduzca en la freidora y cocine a 350 grados F durante 10 minutos.

3. Dividir en cuencos y servir frío.

4. Que lo disfrutes.

Nutrición: Calorías - 205 Proteínas - 2 g Grasas - 34 g Carbohidratos - 6 g.

CONCLUSIÓN

La freidora de aire es un aparato de cocina que utiliza aire sobrecalentado para freír los alimentos. Es una combinación de horno de convección y asador, lo que significa que los alimentos se cocinan por el calor que proviene de la parte superior, inferior y lateral del aparato. Las freidoras de aire utilizan un ventilador para hacer circular el aire caliente alrededor del exterior de los alimentos y crear una capa crujiente y frita. Las freidoras de aire también se conocen como hornos de convección u hornos de convección de mostrador.

Sería de gran ayuda que mantuviera la tapa cerrada durante la cocción en todo momento cuando utilice una freidora de aire. Esto ayuda a mantener la temperatura en su cocina y evita el sobrecalentamiento si esto ocurre.

Estos dispositivos no están pensados para ser utilizados en un microondas y no deben utilizarse para almacenar alimentos.

Las freidoras de aire no están pensadas para meterse en el lavavajillas, así que necesitarás un poco de grasa para limpiarlas bien después de usarlas.

Mientras se cocina en una freidora de aire, puede comprobar si la comida está lista utilizando un palillo o una brocheta para comprobar si la comida está bien cocinada antes de servirla.

Las freidoras de aire no están diseñadas para la congelación porque son demasiado pequeñas, y la comida sería un desastre empapado después de la congelación.

Puede lavar la freidora de aire a mano, pero debe utilizar una toalla de papel o una almohadilla Plamadry para secarla.

sería de gran ayuda que mantuviera la tapa cerrada durante la cocción en todo momento cuando utilice una freidora de aire. Esto ayuda a mantener la temperatura en su cocina y evita el sobrecalentamiento si esto ocurre.

Es posible que algunos de los alimentos que se cocinan en una freidora de aire se peguen dentro del aparato porque no hay aceite, así que utilice una toalla de papel para limpiarlo bien cuando esté hecho.

Una de las principales ventajas de la freidora de aire es que puede utilizarse para cocinar una variedad diferente de alimentos en comparación con otros métodos.

CPSIA information can be obtained
at www.ICGtesting.com
Printed in the USA
LVHW051321010621
689036LV00003B/149